Ayurveda für Anfänger

Wie Sie das indische Selbstheilungsprinzip einfach in Ihren Alltag integrieren und Schritt für Schritt zu ganzheitlicher Gesundheit finden

inkl. den leckersten ayurvedischen Rezepten

Tanja Gerlach

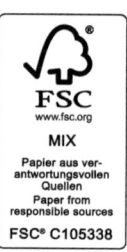

Alle Ratschläge in diesem Buch wurden sorgfältig erwogen und geprüft. Eine Garantie kann dennoch nicht übernommen werden. Eine Haftung des Autors beziehungsweise des Verlags für jegliche Personen-, Sach- und Vermögensschäden ist daher ausgeschlossen.

INHALT

Das erwartet Sie in diesem Buch 1

Ayurveda: Was ist das überhaupt? 3

Gesundheit und Krankheit 7

Eine Reise ins alte Indien 10

Die wichtigsten Elemente 14

Ernährung 17

Allgemeine Grundregeln 19

Unterteilung der Nahrungsmittel 22

Massagen 24

Stirnölguss: Shirodhara 25

Ganzkörpermassage: Abhyanga 27

Reinigungstherapien und Kräuterheilkunde 29

Panchakarma 30

Dravyaguna 33

Yoga 34

Die drei Doshas / Ayurvedatypen 39

Vata 41

Tipps für Vata-Typen 43

Pitta 45

Tipps für Pitta-Typen 47

Kapha 50

    Tipps für Kapha-Typen 52

Ayurveda für Sie 55

    Tipps für Ayurveda-Neulinge 56

    Zuhause und im Alltag 59

    Rezepte 65

        Ghee 65

        Paneer 66

        Indisches Linsencurry 67

        Khichdi 69

Nachwort 71

Das erwartet Sie in diesem Buch

Stress, Hektik und gesundheitliche Probleme mit köstlichen Rezepten und entspannenden Massagen bekämpfen und das Ganze noch Medizin nennen – eine Wunschvorstellung? Ganz im Gegenteil!

Egal, was Sie beschäftigt: Ob sie krank sind, sich einfach unwohl fühlen oder den ganzen Herausforderungen der modernen Welt nicht mehr gewachsen sind. Selbst, wenn Sie einfach ein paar Kilogramm verlieren oder sich einfach mal wieder rundum wohlfühlen wollen: Ayurveda hilft Ihnen dabei.

Denn diese uralte Heilkunst bekämpft nicht nur auf wunderbar individuelle Weise Ihre Wehwehchen, sondern bringt Ihren Körper und Geist in Balance und erhält Ihre Gesundheit mit einem individuell auf Sie zugeschnittenen Lebensstil auf lange Sicht aufrecht.

Dieser Ratgeber bietet Ihnen Einblicke in das älteste Gesundheitssystem der Welt, wohltuende Gesundheitsrituale für jeden Tag, Rezepte, bei denen Ihnen das Wasser im Munde zusammenläuft und noch viel mehr.

Tauchen Sie ein in die Welt des Ayurveda und überzeugen Sie sich selbst von einer Medizin, die Sie stärkt, gesund hält und sich positiv auf Ihr Gemüt auswirkt.

Ayurveda: Was ist das überhaupt?

Vielleicht haben Sie den Begriff Ayurveda schon einmal auf der Verpackung eines Kräutertees oder einer Gewürzmischung gelesen, sind beim Stöbern eines Wellnesshotelkataloges oder eines Spa-Besuchs darauf gestoßen, es steckt jedoch noch viel mehr hinter dem so exotisch klingenden Wort.

Richtig ist, dass sowohl Ernährung als auch Vitalität und Körpergefühl eine wichtige Rolle spielen, der Ursprung der ayurvedischen Lehre ist jedoch ein medizinisches System und hat seine Wurzeln in Indien. Ayurveda ist nämlich eine sehr alte, traditionelle Heilkunst des alten indischen Volkes der Veden. Die naturverbundene Alternativmedizin ist eine Kombination aus Philosophie und Erfahrungswerten und soll zwischen etwa 3.000 und 5.000 Jahren alt sein. Sie ist jedoch bis heute erstaunlich modern und wird hauptsächlich im südasiatischen Raum praktiziert. Die Weltgesundheitsorganisation hat Ayurveda ebenfalls als medizinische Wissenschaft anerkannt – es handelt sich also um weit mehr als nur einen Wellnesstrend.

Hierzulande findet die Naturheilkunde seit einiger Zeit immer mehr Anhang: Die Nachfrage steigt vor allem bei Patienten, die ohnehin auf natürliche Alternativmedizin vertrauen, denn die präventiv wirkenden Methoden überzeugen unter anderem durch Selbstwirksamkeit und individuelle Therapieansätze. Ein weiterer Vorteil, der für Ayurveda spricht, ist die Möglichkeit, die Konzepte in unser Gesundheitswesen zu integrieren, sodass auch immer mehr Ärzte und Fachpersonal Schulungen und Weiterbildungen absolvieren.

Die Wörter „ayus" und „veda" sind aus dem

Sanskrit und bedeuten „Leben" und „Wissen", wodurch „Ayurveda" als „Wissen vom Leben" oder „Wissenschaft des Lebens" übersetzt wird. Ziel ist, eine Harmonie zwischen Körper und Seele herzustellen, also ein Leben, in dem die physischen Sinne mit mentalen, emotionalen und spirituellen Aspekten im Einklang sind.

So etwas bezeichnet man als ganzheitliches Gesundheitssystem, da der Mensch in seiner Gesamtheit betrachtet wird, anstatt einzelne Beschwerden zu behandeln.

Ayurveda bietet einige Methoden, die gezielt auf Behandlung und Heilung von Krankheiten eingehen. Im Vordergrund steht jedoch die Prävention von Krankheiten oder Störungen von Körper und Geist. Durch den ayurvedischen Lebensstil sollen Sie nämlich gar nicht erst krank werden, sondern Ihre Gesundheit aufrechterhalten und möglichen Störungen entgegenwirken. Dies ist einer der entscheidenden Unterschiede zu der von uns gewohnten, westlichen Medizin in Deutschland und Europa generell.

Dabei ist vor allem wichtig, sich selbst und der Umgebung gegenüber sehr achtsam zu sein: Das Wohlergehen des Menschen aus ayurvedischer Sicht ist nämlich abhängig von der Harmonie der Gesellschaft und des Universums, von dem er einen untrennbaren Bestandteil darstellt. Auf sich selbst, die Umwelt und Mitmenschen achtzugeben und deren Abhängigkeit zueinander zu berücksichtigen, lässt die Erkenntnis dessen zu, was Ihnen gesundheitlich und spirituell guttut. Der alten Heilkunst zufolge entstehen Krankheiten durch ein Ungleichgewicht zwischen Körper und Seele. Diese Einheit von Körper (Sarira), Geist (Manas) und Seele (Atma) ist in der ayurvedischen Lehre die Grundlage des Lebens.

Die Seele stellt dabei das allwissende, spirituelle Zentrum alles Existierenden dar und ist zugleich die Voraussetzung von Körper und Geist. Auf ihr basieren unser Wesen, das Bewusstsein unserer selbst und damit die Glückseligkeit, da die Seele, anders als Körper und Geist, kein Leid und keine Störungen kennt.

Ganz klar wird die Seele in der ayurvedischen Philosophie vom Geist, also unserem Verstand oder auch der Psyche, getrennt. Hier finden hingegen Informationsaufnahme und das Verarbeiten von Eindrücken, also Denkprozesse neben Unterbewusstem, Emotionalem und dem Träumen statt.

In unserem Körper finden Geist und Seele einen Raum, welcher allerdings Leiden und Störungen mit sich bringen kann. Im Ayurveda gibt es die drei Lebensenergien „Vata", „Pitta" und „Kapha", auch „Doshas" genannt, denen jeder Mensch zugeordnet werden kann, da bei jedem mindestens eine Lebensenergie dominant ist. Aus diesen Energien und den sieben Basisstoffen (Rakta, Mansa, Meda, Rasa, Asthi, Maija und Shukra) sowie den Abfallstoffen des Körpers (Urin, Schweiß, Fäkalien) setzt sich der menschliche Organismus laut Ayurveda zusammen. Befinden sich alle diese Elemente in Harmonie zueinander, so wirkt sich das entscheidend auf die physische und psychische Gesundheit aus.

Gegenstand und Ziel aller ayurvedischen Anwendungen und Methoden ist darum immer vor allem die drei Doshas so gut wie möglich ins Gleichgewicht zu bringen und in dieser Balance zu bewahren.

GESUNDHEIT UND KRANKHEIT

„Was immer wir selbst tun können, um unsere eigene Gesundheit zu stärken, wirkt besser als das, was andere für uns tun.", so David Frawley (amerikanischer Ayurveda-Experte).

Wie Sie bereits gelesen haben, sind Gesundheit und ein erfülltes Leben im Ayurveda nur dann möglich, wenn sich das Individuum mit seiner Umgebung und der Natur aber vor allem auch seinen eigenen Lebensenergien und Bestandteilen der Persönlichkeit im Gleichgewicht befindet. So wird der ayurvedische Ausdruck für Gesundheit „svastha" mit „Im Selbst verweilen" übersetzt.

Ein völlig gesunder Mensch ist laut ayurvedischem Verständnis einer, bei dem alle drei Doshas sich in absoluter Harmonie befinden und das Gewebe (dhatus), die Ausscheidungen (malas) sowie Stoffwechselvorgänge (agni) ausgeglichen sind. Außerdem soll der Geist klar und zufrieden, die Seele unbeeinflusst von Erfolgen sowie Misserfolgen im Zustand der Freude verweilen. Beim Erreichen dieses Idealzustandes helfen die ayurvedische Lehre und ihre Methoden Schritt für Schritt, denn dies ist nicht unbedingt leicht.

Sie kennen bestimmt den Zustand der Erschöpfung oder Krankheit, der meistens erst wahrgenommen wird, wenn Sie sich bereits ausgelaugt fühlen. Damit sind Sie keinesfalls allein, wir Menschen merken nämlich oft erst zu spät, dass wir uns von diesem

Zustand des Einklangs von Körper und Seele entfernen. Daraus folgt dann ein harmonisches Ungleichgewicht, was wiederum zu physischen wie psychischen Leiden, zu Krankheiten und Störungen führt.

Einige Faktoren können zu einer solchen Überforderung des Organismus führen, allen voran falsche Ernährung, Stress und allgemein ungesunde Lebensgewohnheiten. Verschiedene Praktiken, die Ayurveda ausmachen, führen dazu, dass Sie sich und Ihren Körper klarer wahrnehmen und dadurch so früh wie möglich spüren, was für Sie gut oder weniger schlecht ist, wann Sie eine Pause brauchen oder etwas langsamer angehen lassen sollten und so weiter.

Stellen wir früh genug unseren Lebensstil und unsere Ernährung um, so lassen sich Störungen im Anfangsstadium noch relativ gut beheben. Bei längerfristigen Problemen wird es da schon schwieriger, den Körper durch wiedergewonnene Harmonie zu heilen. Da muss man dann schon zu tiefer gehenden Therapien greifen.

Ayurveda hilft, den Lebensstil selbstständig umzustellen, und bietet dabei vielseitige und individuelle Ansätze, die sich positiv auf Ihre Energie und

Gesundheit auswirken. Gerade in unseren westlichen Gesellschaften sind Stress und Hektik im Alltag bei vielen schon beinahe der Normalzustand und wir sehnen uns danach, diese Schnelllebigkeit ausgleichen zu dürfen. Durch die beruhigenden, kräftigenden Methoden, die Ayurveda bietet, finden viele einen Ruhepol, der eine erfrischende Alternative und Zuflucht vor den Herausforderungen darstellt, denen wir manchmal unausweichlich gegenüberstehen.

Das Bewusstsein für den eigenen Körper, die Bedürfnisse unseres Organismus und deren Verbindung zum Universum ermöglichen uns eine neue Perspektive auf das Leben und uns selbst, kein Wunder also, dass sich immer mehr Menschen dafür interessieren und Ayurveda kennenlernen wollen. Auch für Sie kann dieser Ansatz eine ganze neue Welt der Möglichkeiten, Gesundheit und positiven Erfahrungen mit sich selbst öffnen.

EINE REISE INS ALTE INDIEN

Den Ursprung des Wortes Ayurveda und seine Bedeutung aus der Alt-Indischen Sprache haben Sie bereits kennengelernt. Woher allerdings stammt die alte Heilkunst genau, die heute noch genauso modern ist wie vor etlichen Jahren?

Unsere kleine Zeitreise führt uns nach Indien, wo Heilkunst und Medizin im Allgemeinen eine sehr alte Tradition besitzen. Hinweise auf medizinisches Wissen entdecken wir bereits in der Steinzeit und um etwa 7000 bis 6000 v. Chr. sollen die alten Inder sogar ein Verständnis im Bereich der Zahnmedizin besessen haben. Auch hatten sie gute Kenntnisse über menschliche Anatomie, Verdauung und den Blutkreislauf. Erste Krankenhäuser sollen ebenfalls um diesen Zeitpunkt entstanden sein und der Anbau von Heilpflanzen stattgefunden haben. So ist es nicht verwunderlich, dass der Ursprung von Ayurveda auf 5000 Jahre vor unserer Zeit geschätzt wird. Trotz Ungewissheit des exakten Alters wissen wir, dass es aus der vedischen Hochkultur Indiens stammt und somit das älteste überlieferte Gesundheitssystem ist.

In alten Schriftensammlungen der alten hinduistischen Veden, in denen wir Aufzeichnungen indischen Wissens finden, stoßen wir auf die Legende der Ayurvedalehre, die über Brahman berichtet, der in der indischen Mythologie der Schöpfer des

Weltalls ist und das Wissen über die Heilkunst in die Welt gebracht haben soll. Jahrhundertelang soll dieses Wissen mündlich überliefert worden sein, bis es schließlich schriftlich festgehalten wurde.

Als der Buddhismus zwischen 323 v. Chr. und 642 n. Chr. seine Blütezeit in Indien erlebte, wurde auch Ayurveda immer beliebter. Zwar lehnten die Buddhisten eigentlich die gesamten Lehren der hinduistischen Veden ab, nahmen die ayurvedische Lehre jedoch in ihre eigenen medizinischen Systeme auf und erneuerten oder ergänzten einige Ansätze durch eigenes Wissen. Damals wurde ein öffentliches Gesundheitswesen eingeführt, dessen Bestandteile die kostenlose Nutzung angebauter Heilpflanzen, die Gründung von Apotheken und Krankenhäusern sowie die Organisation des Krankenpfleger-Berufs darstellte. Sie sehen also, dass ein Gesundheitssystem, wie wir es heute kennen, schon vor tausenden von Jahren seine Ansätze fand – und das mit Erfolg!

Durch die spätere Vertreibung der Buddhisten aus Indien trugen diese zur Verbreitung der ayurvedischen Lehre bis nach Europa bei.

In der Zeit der türkischen Besatzung, welche

1100 n. Chr. bis 1600 n. Chr. erfolgte, wurde Ayurveda erneuert und erfreute sich wiedergewonnener Beliebtheit. Man vereinte die verschiedenen Einflüsse ayurvedischer Lehren mit Systemen der traditionellen indischen Medizin.

Als englische Kolonialherren schließlich den indischen Subkontinent eroberten, wurden jedwede Heilsysteme natürlicher oder traditioneller Art verboten, allen voran die ayurvedische Naturheilkunde. Trotz dieser Unterdrückung überlebte Ayurveda, hat bis heute einen festen Platz in der indischen Gesellschaft, so gibt es nachweislich über 400.000 Ärzte, die in Indien Ayurveda praktizieren, einige von ihnen sind offiziell durch die Regierung anerkannt. Auch an Universitäten oder Fachhochschulen wird die Lehre verbreitet und noch immer von Medizinern und Philosophen erweitert.

Die wichtigsten Elemente

Nun sind die Wörter ganzheitliches System gefallen und Sie haben erfahren, dass Körper, Geist und Seele in Einklang gebracht werden, ja, harmonieren sollen, um wirkliche und absolute Gesundheit zu erlangen. Wie also schaffen Sie es, diesen Zustand herzustellen beziehungsweise sich ihm anzunähern?

Ayurveda hilft Ihnen durch zentrale Bausteine, also Methoden, auf denen die Lehre aufbaut.

Dazu gehört zuallererst die Ernährungslehre,

welche sich individuell den Ayurvedatypen anpasst und auf natürlichen Lebensmitteln, Gewürzen und Kräutern basiert. Je nach Körpereigenschaften und Gesundheitszustand haben Sie also die Möglichkeit, sich wortwörtlich gesund zu schlemmen. Herrlich, oder? Auch Reinigung ist zentral in der ayurvedischen Lehre: Massagen und Entgiftung sowie Ölanwendungen und morgendliche Routinen sind hierzu wichtige Elemente, die Sie regelmäßig bei Gesundheit und Wohlergehen halten.

Yogapraktiken, Meditation und Pranayama (Atemübung, die die Lebensenergie kontrolliert und steigert) sind weitere Ansätze, die Ihr Bewusstsein stärken sollen. Auch spielt Ihr Verhalten eine wichtige Rolle, da Sie Ihr Leben der Umwelt und den verschiedenen natürlichen Rhythmen der Tage, Jahre und des Lebens generell anpassen sollen. Heilpflanzen und Mineralien sind die Grundsteine der Medizin im Ayurveda und zu guter Letzt sollen Ihre Sinne durch Geschmack, Farben und Musik geschärft und verwöhnt werden. Bei allen ayurvedischen Therapien, ob sie zur Vorbeugung oder tatsächlichen Heilung angewendet werden, wird stets auf Kräuter, Gewürze kurzum Heilmittel aus der Natur vertraut.

Um individuell und typgerecht therapieren zu können, stellt ein Experte fest, welche Doshas am größten im jeweiligen Menschen wirken, also welchem Ayurvedatypen er zugeordnet werden kann. Hierbei kommen verschiedene Diagnosen ins Spiel, unter anderem Puls- und Blickdiagnosen aber auch eine persönliche Befragung. In Indien wird außerdem das Horoskop der jeweiligen Person einbezogen. Es gibt auch einige Selbsttests und Beschreibungen im Internet, aufgrund derer Sie sich selbst einordnen können, die Meinung und Untersuchung eines Experten ist jedoch immer der sicherere Weg und ein geübter Ansprechpartner hilft Ihnen gerade am Anfang, sich mit diversen Definitionen, Methoden und Gesundheitsfragen auseinanderzusetzen.

Durch die verschiedenen Massagen, Ernährungsumstellungen, Yoga und Behandlung durch spezifische Pflanzen, die zur ayurvedischen Lebensweise gehören, sollen die Doshas in Balance zueinander gebracht werden. Diese Ansätze findet man nicht nur in der Therapie, sondern sogar im Wellness-Bereich.

Im Folgenden wartet ein Einblick der essenziellen Ayurveda-Elemente auf Sie, sind Sie bereit?

ERNÄHRUNG

Die Nahrung ist eine der zentralen Elemente von Ayurveda, da die Aufnahme von Lebensmitteln in unseren Körper Gesundheit und Krankheit genauso wie das Wachsen und den Verfall des Menschen unmittelbar beeinflusst. Basisstoffe, die wir benötigen, und Abfallprodukte, die wir produzieren, sind wichtiger Bestandteil des Organismus und beeinflussen laut ayurvedischer Lehre somit auch Geist und Seele. Hierbei geht es nicht darum, zu verzichten, sondern den Körper und Geist mit passenden Lebensmitteln zu stärken. Dabei sollen die Sinne verwöhnt und gestärkt werden.

Die ayurvedische Ernährung ist überwiegend ovo-lacto-vegetarischer Art, das bedeutet, dass hauptsächlich frische, pflanzliche Lebensmittel wie Obst und Gemüse, Milchprodukte und Getreide sowie Öl und Ghee zum Speiseplan gehören. Ghee ist eine spezielle Art, Butter zuzubereiten, ein Rezept dafür finden Sie später in diesem Ratgeber – lassen Sie sich überraschen! Der Konsum von Fleisch, Eiern und Fisch sowie Alkohol gilt im klassischen Ayurveda zwar nicht als schädlich und ist durchaus legitim, wird jedoch in kleinen, ausgewogenen Mengen empfohlen. Auch sollten tierische Eiweiße nicht miteinander in Kombination verspeist werden, dies kann unter Umständen zu Stoffwechselschlacken führen. Frisches Obst und Gemüse zu sich zu nehmen, ist besonders wichtig und sollte jeden Tag erfolgen, dadurch wird der Körper besser mit Vitaminen, sekundären Pflanzenstoffen und Mineralstoffen versorgt.

Auch Tee spielt in der ayurvedischen Gesundheitslehre eine nicht zu unterschätzende Rolle, denn die verschiedenen Kräuter helfen, die Lebensenergien ins Gleichgewicht zu bringen. Der Körper soll zum einen mit Flüssigkeit versorgt werden, zum anderen die Fitness und Gesundheit unterstützen. Hierbei gibt es etliche Variationsmöglichkeiten, darum wird auch der Tee entsprechend den Ayurvedatypen genossen.

Bereits in der Ernährungslehre passt sich die Heilkunst den einzelnen Konstitutionstypen Pitta, Vata und Kapha an; Sie essen also, was speziell Ihrem Körper guttut. Trotzdem gibt es Empfehlungen, die übergreifend für eine ayurvedische Ernährung gültig sind. Dies ist vor allem hilfreich, wenn Sie die Ayurveda-Ernährung zunächst einmal kennenlernen und unabhängig von Ihrem Dosha ausprobieren möchten oder vielleicht noch gar nicht wissen, welchem Typen Sie angehören.

Allgemeine Grundregeln

Zu den wichtigsten Grundregeln, um Ihre Verdauung anzuregen und den Körper mit Energie zu versorgen, gehören:

1. Essen Sie nur, wenn Sie wirklich Hunger verspüren: dies ist ein Zeichen dafür, dass die Verdauung der vorangegangenen Mahlzeit abgeschlossen ist und nur dann ist Ihr Organismus für erneute Nahrungsaufnahme bereit.

2. Essen Sie sich nicht komplett satt: Den Magen etwa zu drei Vierteln zu füllen, gibt Ihnen genügend Energie für den Tag und die Verdauung wird nicht überfordert, sodass Sie sich nach dem Essen gestärkt und nicht müde und erschöpft fühlen.

3. Essen Sie bewusst: Ayurveda empfiehlt Ruhe bei der Nahrungsaufnahme, Sie sollten beim Essen laufen, stehen und Stress vermeiden. Lassen Sie sich Zeit, setzen Sie sich und verzichten Sie auf

Ablenkungen wie Fernseher oder Ähnliches. Wie Sie essen, wirkt sich auf die Verträglichkeit und Verdauung aus.

4. Die Hauptmahlzeit mittags verzehren: morgens ist Ihr Körper noch mit Entgiften beschäftigt, außerdem ist das „Verdauungsfeuer" (Agni) am Morgen und auch abends schwächer als mittags. Wenn die Sonne am höchsten steht, sollte daher die größte Mahlzeit stattfinden. Lassen Sie Ihr Frühstück und Ihr Abendessen daher leichter und kleiner ausfallen.

5. Nur bei Durst trinken: In der ayurvedischen Lehre wird auf gekühlte Getränke und das Trinken während der Mahlzeiten generell verzichtet, da dies die Verdauung hemmt. Trinken Sie also etwa eine halbe Stunde vor dem Essen nicht und warten Sie danach ebenfalls eine halbe Stunde mit neuer Flüssigkeitsaufnahme. Generell ist der Wasserhaushalt wichtig, dabei sollten Sie aber auf Ihren Körper hören und bei Durstgefühlen reagieren.

6. Warm statt kalt: Sowohl für Getränke als auch für die Mahlzeiten selbst gilt im Ayurveda, dass Warmes

bekömmlicher und leichter zu verdauen ist. Trinken Sie daher am besten Kräutertee oder lauwarmes Wasser.

7. Alle Geschmacksrichtungen aufnehmen: Die ayurvedische Ernährungslehre beschreibt sechs Geschmacksrichtungen (Rasa): Süß, sauer, salzig, scharf, bitter und herb sollten bei jeder ausgewogenen Mahlzeit vertreten sein.

8. Legen Sie Wert auf Qualität und Frische: Die Zutaten Ihrer Mahlzeiten sollten am besten regional und saisonal sein, es eignen sich vor allem Bioprodukte. Früchte sollten Sie dabei nicht mit anderen Nahrungsmitteln kombinieren und ganz auf nicht fermentierte Sojaprodukte verzichten.

9. Natürliche Bedürfnisse nicht unterdrücken: Stuhlgang, Aufstoßen, Gähnen, Weinen und so weiter sind ganz natürliche Vorgänge des Körpers und sollten laut ayurvedischer Lehre nicht unterdrückt werden, lassen Sie also heraus, was herausmuss!

10. Gewürze: Die Inder bezeichnen Gewürze als göttliche Nahrung und auch die ayurvedische Küche baut auf ihnen auf, da sie für Körper und Seele bedeutend sind. Die wichtigsten Gewürze der ayurvedischen Küche sind Ingwer, Kurkuma, Kardamom, Kreuzkümmel, Koriander, Nelken, Muskat, Pfeffer, Safran und Zimt. Gewürze generell sollen Ruhe und Kraft geben, jedes hat jedoch zusätzlich bestimmte Heilkräfte, so bekämpft man zum Beispiel Entzündungen mit Kurkuma oder greift bei Schlafstörungen auf Muskat zurück. Während Safran krebsvorbeugend sein soll, kann Kardamom die Verdauung anregen. Auch bei Gewürzen gilt: Je nach überwiegender Lebensenergie erfolgen unterschiedliche Effekte.

Unterteilung der Nahrungsmittel

In der ayurvedischen Ernährungslehre gibt es drei Klassen (Gunas), in die alle Lebensmittel unterteilt werden, sie heißen Sattva-Guna, Rajo-Guna und Tamo-Guna.

Das Sattva-Guna ist laut ayurvedischer Ernährung jene Klasse, zu der die wohltuenden Nahrungsmittel gehören. Diese sind ölig, süß oder saftig und optimieren Ihr Lebensgefühl, können sogar zu längerem Leben führen. Milchprodukte (insbesondere die geklärte Butter: Ghee), Getreide sowie frisches Gemüse gehören dazu.

Im Rajo-Guna finden Sie zum Beispiel Chili, Knoblauch und Zwiebeln, also vorwiegend bittere, saure, scharfe oder salzige Lebensmittel. Diese erhitzen Körper und Geist und können laut ayurvedischer Lehre Wut und Aggressionen fördern.

Zum Tamo-Guna gehören schließlich Lebensmittel wie Fleisch und Fisch, welche dem Körper Energie entziehen sollen und Ursache verschiedener Leiden und Krankheiten darstellen.

Ausgewogen im Sinne von Ayurveda ist also eine Ernährung, die hauptsächlich auf sattvischen Lebensmitteln basiert. Allerdings bedeutet das für Sie nicht den kompletten Verzicht auf Fleisch oder bestimmte scharfe Gewürze, denn je nach Konstitution können diese sogar einen ausgleichenden Effekt erzielen.

MASSAGEN

Neben der Ernährung gibt es noch andere Therapieansätze der Ayurveda-Heilkunst und Sie dürfen sich freuen: Dazu gehört auch die Massage.

Der Körper soll durch die Ayurveda-Massagen zur Ruhe kommen: Entspannung, Entschlackung und Stärkung des Immunsystems sind Sinn und Zweck des Ganzen. Hierbei wird viel mit warmem Öl und sanften Berührungen gearbeitet, dies beruhigt und vitalisiert zugleich.

Auch hier gibt es wieder verschiedene, vielseitige Formen. Stempelmassagen, Peeling-Massagen, Trocken-, Tiefen- und Kopf-Gesicht-Schulter-Nackenmassagen sind hierbei erst der Anfang. Es gibt sogar für Ohren, Augen und Nase diverse Massagen, sodass der gesamte Körper sich entspannen kann. Die Ayurvedalehre beschreibt Energiezentren am ganzen Körper als Marma-Punkte, wobei jeder davon spezielle Eigenschaften besitzen soll. Die Verbindung all dieser Marma-Punkte zieht ein Energienetz durch den gesamten Körper. Je nachdem, wo also massiert wird, unterstützen Massagen dieses subtile Netz über die jeweiligen Stellen der Energiepunkte.

Zwei der sehr beliebten Massagearten im Ayurveda, die Sie im Folgenden näher kennenlernen werden, sind die Abhyanga- und die Shirodhara-Massage.

Stirnölguss: Shirodhara

Wohl am bekanntesten in der ayurvedischen Massagetherapie sind die sogenannten Stirnölgüsse oder Stirngüsse. Das Wort „Shirodhara" setzt sich aus „Shiro" (Kopf) und „Dhara" (Fluss) zusammen, somit wird ein Fluss auf den Kopf beschrieben. Eine solche Anwendung wird als sehr wohltuend und entspannend betrachtet und hat einen sehr beruhigenden Effekt.

Der Stirnguss erfolgt im Liegen, wobei ein spezielles Stirnölguss-Gefäß zum Einsatz kommt, aus dem aufgewärmtes Öl über einen Docht aus Baumwollgarn läuft, der ein paar Zentimeter über der Stirn der Person schwebt. Das Öl setzt sich meistens aus einem Basisöl und verschiedenen Heilkräutern zusammen. Man nennt dieses Präparat „Thaila" und es wird entweder statisch oder in kleinen, kreisenden Bewegungen auf die Stirn der Person geträufelt. Auch hier richten sich die einzelnen Kräuter-Essenzen, aus denen gemischt wird, nach den individuellen Konstitutionstypen.

Zwischen den Augenbrauen befindet sich der Ajna-Marma-Punkt, außerdem ist dort das dritte Auge lokalisiert, auch bekannt als 6. oder Stirn-Chakra. Dieser Bereich wird mit dem Zentrum für Intuition der Seele und dem Bewusstsein in Verbindung gebracht. Durch die Ölbehandlung wird nun dieses spezielle Energiezentrum sanft stimuliert und angeregt.

Durch Shirodhara wird vor allem das vegetative Nervensystem harmonisiert, es wirkt also Spannungszuständen und (chronischen) Kopfschmerzen entgegen. Außerdem wirkt die Massage ausgleichend auf die beiden Gehirnhälften und so eignet sich die Behandlung vor allem, wenn Sie unter Schlafstörungen oder posttraumatischen Belastungsstörungen leiden. Auch Depressionen oder Bluthochdruck und Burn-out-Symptome wie Erschöpfung lassen sich wunderbar mit einem Stirnölguss therapieren und verbessern.

Wenn Sie in den Genuss eines solchen Stirngusses kommen möchten, gibt es die Möglichkeit, sich von einem gut ausgebildeten Ayurveda-Therapeuten behandeln zu lassen. Dabei können Sie zwischen einem Shirodhara als selbstständiger Behandlung oder im Rahmen einer umfassenden Kur wählen.

Ein Experte behandelt ganzheitlich und kann ein Therapiekonzept erstellen, welches sich Ihrem aktuellen Gesundheitszustand anpasst. Sollten Sie allerdings einfach einmal entspannen wollen, so gibt es selbstverständlich auch in etlichen Wellness-Centern Stirnölguss-Behandlungen, deren Fokus weniger auf der Gesundheit, mehr auf der wohltuenden Entspannung liegt. Achten Sie dabei dennoch darauf, ausgebildetes Personal behandeln zu lassen.

Ganzkörpermassage: Abhyanga

Wenn Ihnen das Verwöhnen und Behandeln einzelner Körperteile noch nicht genug ist, dann ist die wohltuende Ganzkörpermassage Abhyanga genau das Richtige für Sie. Hier kommen warme Kräuteröle, manchmal auch Tees zum Einsatz, die auf dem gesamten Körper aufgetragen und mit sanften Streichbewegungen einmassiert werden.

Traditionell wird die Abhyanga als Höhepunkt der ayurvedischen Ölmassagen betrachtet und Sie spüren ihre Wirkung sofort. Zunächst dient die äußerst entspannende Massage dazu, die Körperenergien zu harmonisieren und der Haut etwas Gutes zu tun. Die gleichmäßigen Bewegungen ermöglichen ein tiefes Eindringen der hochwertigen Öle in die Haut, was zu sichtbarer Vitalität und Verjüngung dieser führt.

Auch beim Entschlacken soll die Ölmassage hilfreich sein, die speziellen Massagetechniken sollen nämlich das Öffnen verschiedener Entschlackungskanäle bewirken, um das Immunsystem durch den Abtransport von Giftstoffen zu stärken.

Außerdem werden Zellen und Organe durch die Öle genährt. Alles in allem bewirkt eine erfolgreiche Anwendung also eine gesunde Ausstrahlung durch ein gestärktes Immunsystem, seidige Haut und ein beruhigtes Nervensystem.

Um eine solche Ganzkörpermassage zu vollziehen, sollten echte Profis am Werk sein, die sich mit Ayurveda sehr gut auskennen. Auch hier geht es nämlich wieder um das Aktivieren der individuellen Energiepunkte, auf die unterschiedliche Öle aufgetragen und mit sanftem Druck einmassiert werden. Traditionell wird die Massage vierhändig ausgeführt, doch auch Einzelmassagen sind möglich. Je nach Körperbau und verschiedenen Merkmalen werden bestimmte Marma-Punkte aktiviert.

Allen voran Sportler und Menschen, die täglich körperlichen Arbeiten ausgesetzt sind oder starken Stress aushalten müssen, wird die Abhyanga-Massage empfohlen. Auch bei geistiger Arbeit, die viel Energie beansprucht sollten Sie von der Ganzkörpermassage Gebrauch machen, es gibt jedoch auch Situationen, in denen Sie davon absehen sollten. Dazu gehören Krankheitssymptome wie starke Erkältungen und Fieber und auch mit vollem Magen, unmittelbar nach dem Essen, ist kein geeigneter Zeitpunkt dafür.

REINIGUNGSTHERAPIEN UND KRÄUTERHEILKUNDE

Die Bereiche der Ausleitungs- und Reinigungstherapie („Panchakarma") und der Kräuterheilkunde („Dravyaguna") werden im Zusammenspiel am Patienten angewendet, um den Körper zu entgiften und zu heilen.

Dabei erfolgt die Reinigungskur als Erstes, um den Körper intensiv von Schlacken und Giften zu befreien. Danach können die heilenden Kräuter ihre Wirkung voll entfalten.

Panchakarma

Im Panchakarma, was so viel wie „Fünf Handlungen"
oder „Fünf Tätigkeiten" bedeutet, geht es um die Reinigung Ihres Körpers. Wie der Name bereits verrät,
kommen dabei fünf bestimmte Methoden zum Einsatz:

• Abführmittel

• Pflanzliche Einläufe

• Brechmittel

• Nasenspülungen

• Aderlass.

Eine solche Kur bedarf einer anfänglichen Diagnose,
bei der durch ein ausführliches Patientengespräch
Ihre Symptome und Ihr allgemeiner Gesundheitszustand geklärt werden.

Auch die Pulsdiagnose kommt hier bei den meisten Therapeuten zum Einsatz.

Nach einer solchen Diagnose wird auch beim
Panchakarma wieder ein individueller Behand-
lungsplan erstellt, der auf die Konstitution und die
Bedürfnisse des Patienten eingeht.

Eine Panchakarma-Kur sollte mindestens zehn
Tage dauern, um Ihrem Körper die Zeit zu geben,

sich von Toxinen zu befreien und ihn mit Gewürzen und Kräutern wieder zu vitalisieren. Meistens beträgt die Dauer der Anwendung sogar 3 Wochen und mehr, sie variiert je nach Beschwerden der jeweiligen Patienten. Bei chronischen Krankheiten kann sich eine Panchakarma-Kur auch über 12 Wochen erstrecken.

Dabei wird die heilende Wirkung durch Ölbehandlungen wie Massagen unterstützt, da durch Öle Gewebegifte und Abfallstoffe gelöst werden, die es in der Reinigungstherapie anschließend auszuscheiden gilt. Auch um andere Elemente wie Yoga oder Meditation lässt sich der Behandlungsplan wunderbar ergänzen, um die Therapie noch ganzheitlicher zu gestalten.

Auch während der Panchakarma-Kur spielt Ernährung eine wichtige Rolle, da die Lebensmittel, Kräuter und deren Zubereitungsformen maßgeblich am Reinigungsprozess beteiligt sind und damit auch die Heilung beeinflussen. Da der Organismus nach dem Reinigen nicht wieder neue Gifte durch Nahrung aufnehmen soll, ist die ayurvedische Küche besonders leicht und enthält reinigende Nahrungsmittel.

Die kräftigende Ayurvedakur eignet sich vor allem für belastete Personen, die Alltagsstress ausgeliefert sind und sich ständig müde fühlen oder unter Burn-out-Symptomen leiden. Auch sonstige chronische und Zivilisationskrankheiten sind Anwendungsgebiet, da durch die reduzierte Belastung in den meisten Fällen auch Beschwerden gemildert werden. Patienten berichten von einem verjüngten, fitteren und vitalisierten Gefühl, vor allem bei regelmäßigen Anwendungen.

Den traditionellen Überlieferungen zufolge kann sich prinzipiell jeder Mensch, nach Abschluss seines Wachstums einer solchen Kur unterziehen. Empfehlenswert ist eine Panchakarma-Kur jedoch nicht, wenn Sie sich körperlich schwach fühlen, da dem Organismus trotz allem viel Energie abverlangt wird. Gerade auch nach größeren Operationen und Eingriffen sollte der Körper erst einmal regenerieren dürfen. Vorsicht ist auch bei akuten Entzündungen geboten: Hier sind die Abwehrsysteme des Körpers bereits voll im Einsatz und eine zusätzliche Aktivierung der Kräfte kann zu Überforderungszuständen führen.

Das Praktizieren von Panchakarma ist im

Gegensatz zu Wellnessanwendungen in Deutschland nur Heilpraktikern und Ärzten gestattet, die eine ayurvedische Zusatzausbildung absolviert haben sollten. Regelmäßiger Kontakt zwischen Patienten und Arzt während des Therapieverlaufs sind ebenfalls wichtig, um immer wieder den Zustand anzupassen und somit ein maximales Erfolgsergebnis erzielen zu können.

Dravyaguna

Dravyaguna, die Wissenschaft der natürlichen Heilkräfte oder auch die Pharmakologie im Ayurveda, gilt als Königsdisziplin. Es geht darum, wie ein Mittel (Tee, Gewürz, Kräuter) den Körper beeinflusst. Dabei werden seine Eigenschaften (Guna), seine Wirkung (Karma) oder seine außergewöhnliche Wirkung (Prabhava), sein Geschmack (Rasa), seine Potenz (Virya) und sein Geschmack nach der Verdauung (Vipaka) beschrieben.

Die traditionellen Rezepturen, die sich individuell auf Patienten anpassen lassen, wurden schriftlich aufbewahrt und weitergereicht. 8000 bekannte Kräuterarten gibt es in Indien, 1400 von ihnen werden als medizinische Kräuterpflanzen definiert und 400 davon für die gängigsten Mischungen im

Ayurveda verwendet.

YOGA

Ein weiteres wichtiges Element der Ayurvedalehre, das sogar als Weltkulturerbe von der UNESCO anerkannt wurde, ist Yoga. Es hilft beim Entschlacken, tut dem Körper gut und kann je nach Art vielfältig eingesetzt werden. Ob als Sportart, meditativ und entspannend oder um generell einfach fitter und gesünder zu leben: Yoga kann alles. Kein Wunder also, dass es derzeit ein absoluter Trend ist.

Die Wurzeln des Ayurveda-Bestandteils liegen natürlich ebenfalls in Indien und stammen aus der hinduistischen und buddhistischen Philosophie. Yoga wird dort traditionell als spirituelle Reise auf der Suche nach Erleuchtung betrachtet. Dabei stellt der Körper das Transportmittel für Ihre Seele dar, die wiederum von Ihrem Geist geleitet wird. Wichtig dabei sind auch die fünf Sinnesorgane, die Sie vorantreiben. Die Verbindung dieser ganzen Elemente ist Yoga, welches Körper mit Geist und Seele mit allen unsere Eigenschaften in Harmonie vereint.

Gelassenheit, Vitalität und Stärke sind das Ergebnis der Übungen.

Eine ideale Praxis vereint Asanas (Körperhaltungen), Pranayamas (Atemübungen) und Mantras, also Meditationsworte, miteinander.

Diese drei Aspekte regen den Stoffwechsel an, bauen Kraft und Stabilität auf und beruhigen das Nervensystem durch synchronisiertes Atmen. Es gibt nun wiederum verschiedene Stile, die sich an diesen Faktoren orientieren und mehr oder weniger stark auf Sie eingehen.

1. Hatha Yoga ist der Klassiker unter den Disziplinen, mit dem alles angefangen hat. Ursprünglich war Yoga rein meditativ und sollte zur Selbsterkenntnis durch geistige Übungen führen. Durch Hatha Yoga wurden diese Übungen um körperliche ergänzt. „Hatha" ist das Wort für die Verbindung und Einheit von gegensätzlichen Energien, wie heiß und kalt, männlich und weiblich und so weiter. Diese Gegensätze sollen ins Gleichgewicht gebracht werden, mithilfe von Meditation und im Falle von Hatha Yoga auch mithilfe der Asanas. Aus der Hatha-Philosophie wurden wiederum die unzähligen Schulen und Stile geboren, die wir heute kennen.

2. Kundalini Yoga kommt ursprünglich aus dem Tantra und wurde in den 60er-Jahren durch Yogi Bhajan in den USA bekannt. Die Lehre gilt als sehr spirituell und energetisch. Eine Mischung aus bewusster Atmung, Mantra-Meditation und dynamischen Körperübungen wird ebenso miteinbezogen wie die Hingabe der Schüler an den Guru. Laut dieser Lehre besitzt jeder Mensch eine ätherische Kraft, die Kundalini-Energie, welche sich in Form einer zusammengerollten Schlange am unteren Ende der Wirbelsäule befindet und schläft. Ziel ist es, durch die Lenkung des Atems diese Energie zu wecken, sodass sie sich an der Wirbelsäule entlang nach oben schlängelt. Vollkommene Glückseligkeit erhält derjenige, bei dem die Schlange es bis ganz nach oben schafft.

3. Ashtanga Yoga zeichnet sich durch Kraft und dynamische Bewegungen aus. Auch bekannt als Power Yoga finden Sie Ashtanga Yoga in Fitnessstudios, denn sie gehört zu den anstrengendsten der Yogaformen und wird seit einiger Zeit gern für diverse Work-outs genutzt. Viele der Asanas zeichnen sich durch gestreckte Beine oder einen gestreckten

Oberkörper aus. Um den Körper zu dehnen und um diese Form des Yoga zu praktizieren, sollten Sie bereits eine gewisse Fitness besitzen.

4. Yin Yoga wird vor allem im Sitzen oder Liegen ausgeführt und ist ein sehr ruhiger Stil, der sich auf richtige Atmung und Entspannung fokussiert. Diese eher passive Yogaform hilft, Nervosität abzubauen, in dem gelenkschonende Asanas zum Einsatz kommen, die drei bis fünf Minuten lang gehalten werden. Yin Yoga ist ein wunderbarer Ausgleich zu dynamischeren, aktiven Yogastilen.

5. Asanas, von denen Sie vielleicht schon einmal gehört haben könnten, sind „der Sonnengruß", „der herabschauende Hund" und „der Krieger". Sie sind sehr populär auch in anderen Sportarten, bei Dehnübungen oder im Falle des Kriegers dienen sie zur Stärkung des Rückens und zur Straffung der Brustmuskulatur.

Übrigens gibt es einige Übungen, mit denen Sie durch die Aktivierung bestimmter Muskelpartien Ihre Fettverbrennung ankurbeln können, Yoga ist also auch gut, um überflüssige Pfunde purzeln zu lassen und den Körper zu formen.

Auch in der Schwangerschaft kann Yoga hilfreich sein, um klassische Beschwerden wie Rückenschmerzen und Übelkeit zu lindern und durch spezielle Asanas sogar auf die Geburt vorzubereiten.

Die drei Doshas / Ayurvedatypen

Wichtig im Ayurveda ist das Zusammenspiel der fünf Elemente Feuer, Wasser, Luft, Erde und Raum (Äther), die die Kraft der Natur widerspiegeln. Die Dosha-Lehre vertritt ebenfalls die Philosophie, dass alles auf dieser Welt, also auch wir Menschen, diese fünf Elemente in sich trägt. Im menschlichen Körper werden sie in die drei Lebensenergien Vata, Pitta und Kapha gebündelt. Aus dem Sanskrit übersetzt bedeutet Dosha „Fehler (Potenzial)", das verdeutlicht also: Es gilt, sie in harmonischem Zusammenspiel zu halten, denn ein Ungleichgewicht der Energien ist Ursache für körperliche und seelische Krankheiten.

Diese Energiemuster befinden sich in jeder Zelle und sind somit im ganzen Körper präsent, sie steuern also alle Prozesse, nicht nur körperliche, sondern auch emotionale und gedankliche.

Bei jedem Menschen sind diese Energien wiederum unterschiedlich ausgeprägt, die überwiegende Energie beschreibt, welchem Typen man zugeordnet wird. Zwar werden Sie mit allen drei geboren, jedoch weist jeder Mensch ein anderes Mischverhältnis, eine individuelle Dosha-Kombination auf. Meistens überwiegen ein oder zwei Doshas, die die ayurvedische Konstitution bestimmen. Welchem Typ eine Person angehört, lässt sich zum Beispiel anhand von Körperbau oder -temperatur bestimmen. Auch das Hautbild und der Appetit können Anhaltspunkte liefern.

Die Doshas unterscheiden sich in ihrer Erscheinung, ihrem Temperament und ihren Charakterzügen, weshalb die Lebensweise bis hin zur Ernährung und somit auch Therapien und Behandlungen typgerecht angepasst werden sollten.

Gerade durch eine angepasste Auswahl an Speisen sollen sich viele der konstitutionstypischen Beschwerden lindern lassen, in einigen Fällen können sie sogar ganz behoben werden.

VATA

Die Elemente Luft und Raum prägen den Vata-Typen, der für Bewegung steht und auch als Lebensenergie gilt. Alle dynamischen Prozesse im Körper, also Atmung, Herzschlag und Sprache, aber auch Kreativität, werden von diesem Dosha beschrieben. Daher sind dessen charakteristische Eigenschaften kalt, klar, rau und trocken. Die Jahreszeit, mit der Vata in Verbindung steht, beschreibt die Kälteperiode von Oktober bis Januar. Personen, bei denen das Vata vorherrscht, haben eine Abneigung gegen kaltes und nasses Wetter.

Das Erscheinungsbild eines Vata-Typen ist von zarten, zierlichen Strukturen geprägt: Sein Körperbau, vor allem die Gesichtszüge, Hände und Füße wirken leicht. Lange, eckige Gesichter mit schmalen Nasen, kleine Augen und ebenfalls schmale Lippen sind typisch. Auch der Hals ist dünn und sehnig.

Haut und Haare sind ebenfalls fein und eher

trocken sowie kühl.

Appetit und Verdauung sind bei Vata-Typen eher unregelmäßig, sodass diese auch zu Verstopfung, Blähungen und Untergewicht neigen.

Auch in der Gemütslage findet man beim Vata-Typen das vorherrschende Element der Luft, er ist lebendig, ideenreich, kreativ und liebt spontane Aktivitäten. Personen, bei denen dieses Dosha vorherrscht, sehnen sich nach Abwechslung im Leben, da sie sich schnell für Neues begeistern lassen. Oft sind sie Künstler und reisen gern, verlieren aufgrund ihres wechselnden Gemütszustandes jedoch auch schnell ihre Begeisterung. Sprunghaftigkeit und Nervosität sind ebenfalls Charakteristika, die durch eine unbeständige Lebensweise entstehen. Viele der Vata-Typen sind hyperaktiv, ermüden aber nach anfänglichen Energieschüben sehr schnell wieder, da körperliche sowie geistige Energie in Schüben kommt.

Vatas geraten leicht aus der Balance, sie sind neben ihrer Lebendigkeit auch sehr sensibel und grüblerisch, was häufig zu Vergesslichkeit und Schlafstörungen führt, da sie schlecht entspannen.

Bei einem Ungleichgewicht des Vata gerät der

ganze Organismus durcheinander, sodass die Leichtigkeit in Unsicherheit und Angst umschlägt und die Wissbegierde zur Überforderung wird.

Tipps für Vata-Typen

Die Ernährung des Vata-Typen sollte ausgewogen und nahrhaft sein und am besten in regelmäßigen kleinen Mahlzeiten aufgenommen werden, für die er sich Zeit lässt. Dabei sind warme und gekochte Lebensmittel geeigneter als Rohkost. Salzige, saure und süße Geschmacksrichtungen wirken der dominanten Vata-Energie am besten entgegen und werden daher empfohlen.

Von den tierischen Produkten eignen sich für den Vata-Typen so gut wie alle Milchprodukte sehr gut, da sie oft flüssig und etwas fetthaltig sind, was einem Vata guttut. Auf Eiscreme sollte allerdings eher verzichtet werden, da sie zu kalt für den Vata-Typen ist.

Weiterhin dürfen gern auch helles Fleisch, Fisch und Eier auf dem Speiseplan stehen.

Unterstützende Gewürze sind zum Beispiel Ingwer, Kardamom, Zimt und Senf sowie Fenchel, Muskat, Cayennepfeffer und Kreuzkümmel. Auch frische, grüne Kräuter wie Basilikum und Koriander passen sehr gut zum luftigen Ayurvedatypen.

Die vegetarische Küche bietet ebenfalls allerlei Möglichkeiten für den Vata-Typen. Alle Nüsse und Samen eignen sich wunderbar in kleinen Mengen, auch Reis und Getreide sind neben Linsen und Kichererbsen empfehlenswert. Mit diversen Ölen und Fetten macht der luftige Konstitutionstyp ebenfalls nichts falsch.

Natürliche Süßungsmittel, allen voran frisches und reifes Obst wie Bananen, Mangos, Beeren, Trauben und viele mehr sind ebenfalls hervorragende Nahrungsmittel. Der Ernährungsplan des Vata-Typen schreibt Gemüse gekocht oder gegart vor, unter anderem Karotten, Rote Beete, Avocado und Artischocken.

Was das Trinken betrifft, so stehen warme Getränke, allen voran Tees, an erster Stelle für Personen, in deren Konstitution Vata überwiegt. Hier passt einerseits die süße Geschmacksrichtung sehr gut, zum Beispiel Süßholz oder Vanilletee, aber auch Kräuter- und Gewürztee mit Zimt, Pfeffer und Nelkenmischungen eignen sich wunderbar, um die Balance zu stärken. Zu guter Letzt ist auch warmer Ingwer nicht verkehrt, der die Abwehrkräfte stärkt und von innen wohltuend aufheizt.

In puncto Yoga sollten Vata-Menschen auf ruhige Asanas setzen, die für Kraft und Ausdauer in ihrer Routine sorgen. Durch solche Übungen, die unter anderem im Yin Yoga zu finden sind, kommt der Geist zur Ruhe. Unterstützend kann hier auch Meditation eingesetzt werden. Um Vata generell auszugleichen, helfen geregelte Tagesabläufe und Stabilität, im Grunde also alles, was erdet.

PITTA

Die Pitta-Elemente Feuer und Wasser stehen für das Transformations- oder Energieprinzip unseres Körpers. Verdauung und der Stoffwechsel stehen im Vordergrund, aber auch Hormonhaushalt, Geschlechtsorgane und der Sehsinn werden diesem Dosha zugeschrieben. Heiß, scharf, feucht und flüssig sowie plötzlich auftretend sind die Eigenschaften des Pitta, die Sommermonate Juni bis September seine typischen Monate. Personen, bei denen dieser Konstitutionstyp vorherrscht, haben eine Abneigung gegen extreme Hitze.

Äußerliche Merkmale des Pitta-Typen sind eine mittelschwere Statur, oft auch ein athletischer und sportlicher Körperbau. Das Gesicht ist meistens herzförmig mit ausgeprägtem Kinn. Hals, Nase, Augen und Mund weisen durchschnittliche Proportionen auf. Oft sind die Haare fein und weich, die Haut hell und glänzend mit Auffälligkeiten wie Leberflecken, Sommersprossen und Ausschlägen. Auch neigen die Pitta-Typen zu Sonnenbrand.

Zielstrebigkeit, Unternehmenslust und Charisma sind neben der Vorliebe zu Herausforderungen typisch für die feurigen Dosha-Typen. Sie sind absolute Macher und dabei effizient, dynamisch und strukturiert, was sich auch in ihrem scharfen Intellekt und ihrer präzisen Aussprache verdeutlicht. Da sie Mitmenschen oft gut mit ihrer eigenen Motivation anstecken können, sind sie geborene Führungspersönlichkeiten. Ein tiefer, guter Schlaf ist außerdem ein Markenzeichen der Pitta-Typen.

Einige leiden aber auch unter diesem Ehrgeiz, da sie einem ständigen inneren Leistungsdruck und Unzufriedenheit standhalten müssen. Den perfektionistischen Konstitutionstypen ist mangelnde Organisation zuwider und sie können manchmal schwer mit weniger ehrgeizigen Menschen umgehen, verhalten sich intolerant und verlieren in

Stresssituationen die Geduld. Zornausbrüche, Aggressionen und starke Gereiztheit machen sich in solchen Situationen oder bei einem Überschuss der Pitta-Energie schnell bemerkbar. Auch gesundheitlich kann das Pitta-Lebensfeuer Beschwerden bereiten, hierzu zählen Übersäuerung des Magens sowie Entzündungen.

Tipps für Pitta-Typen
Die Ernährung beim Pitta-Typen sollte den Säure-Basen-Haushalt regulieren, darum ist hier in Sachen Gewürze und Salz sowie Öl weniger mehr. Da Menschen dieser Konstellation sich durch eine sehr gute Verdauung und daraus oftmals resultierendem Heißhunger auszeichnen, sind drei Mahlzeiten am Tag laut Ayurveda am besten geeignet, welche jeweils nicht zu groß portioniert sein sollten. Generell eignen sich sowohl warme als auch kalte Speisen, jedoch sollten Frittiertes und Gebratenes sowie sehr scharfe Speisen eher gemieden werden. Empfohlene Geschmacksrichtungen sind hier bitter, süß und herb.

Der Fleischkonsum eines Pitta-Typen sollte sich hauptsächlich an hellen Fleischsorten orientieren, Rind oder Schwein stehen also am besten kaum auf dem Speiseplan. Milchprodukte, vor allem Ghee, Milch und Hüttenkäse sind gut verträglich, auch Fisch eignet sich für Personen des Feuer-Doshas, allerdings können Schalentiere zu Problemen führen.

Zwar sind Gewürze wie bereits erwähnt mit Vorsicht zu genießen, frische Kräuter wie Petersilie und Koriander sowie kühlende Gewürze wie Zimt, Fenchel und Melisse eignen sich jedoch gut zum Würzen der Speisen. Knoblauch und Cayennepfeffer sollten hingegen, wenn überhaupt, sparsam verwendet werden. Auch mit Fetten sollte beim Kochen sparsam umgegangen werden, hier sind Oliven- und Kokosöl, Sonnenblumen- und Sojaöl das Richtige.

Im Vergleich zum Vata-Typen muss der Pitta-Typ sich keine Sorgen um Rohkost machen: Obst und Gemüse können also gern und viel ungekocht verzehrt werden. Vor allem bei Früchten wird alles, was süß ist, gut vertragen, säurehaltiges Obst wie Zitronen sollte jedoch eher gemieden werden. Andere Süßmittel eignen sich ebenfalls, bis auf Honig und Melasse. Auch Gemüsesorten kann sich der Pitta-Typ frei nach Vorliebe auswählen, sollte jedoch am besten auf Chilis und rote Zwiebeln verzichten und eher zu Sorten mit ausgleichenden Bitterstoffen greifen. Kokosnüsse sowie Sonnenblumenkerne und Kürbiskerne vertragen Individuen der Pitta-Konstellation sehr gut, ebenso wie Hülsenfrüchte im Allgemeinen. Hier ist nur bei Linsen Vorsicht geboten. Getreidesorten und Reis werden ebenfalls gut vertragen.

Viel Trinken ist sehr wichtig für Menschen, bei denen das Pitta-Dosha überwiegt. Pitta ist der einzige Ayurvedatyp, dem kühle Getränke, ja sogar abgekühlter Tee, empfohlen werden. Passend hierfür sind am meisten alle möglichen Grün- und Kräutertee-Variationen. Minze, Himbeerblätter oder Zitronengras eignen sich ebenso wie Kardamom. Viel Erfrischung bringen auch Gemüsesäfte oder Preiselbeersaft, die für Abkühlung sorgen. Um Alkohol und Kaffee sollte jedoch ein Bogen gemacht werden.

Um eine Balance zwischen Kraft, Dynamik und Regeneration herzustellen, sollte der Pitta-Yogi auf eine Mischung verschiedener Asanas bauen. Meditation sowie körperlich anstrengende Yoga-Übungen sind allesamt wichtig für ein Gleichgewicht.

KAPHA

Der dritte und letzte der Ayurvedatypen ist Kapha, das Prinzip von Struktur, Stabilität, Substanz, dessen Elemente Wasser und Erde sind. Im Körper fällt dieser Energie die Verantwortung für Wachstum, Gewebeaufbau und Gelenkigkeit zu, Toleranz und Geduld gehören zu den geistigen Aufgaben. Die Kapha-Periode beginnt im Februar und zieht sich bis Mai – die Frühlingsmonate. Süß, schwer, weich, beständig, fettig und träge sind die Charakteristika des Doshas.

Optische Merkmale eines Kapha-Typen sind ein stabiler, kräftiger Körperbau. Dabei sind Personen entweder klein und stämmig oder groß und kräftig mit langsamen, anmutigen Bewegungen. Oft neigen Kapha-Typen zu Übergewicht und Fettleibigkeit, auch die Haut ist eher dick, weich und fettig. Gesichtsmerkmale sind ebenfalls übermäßig rund, voll, groß und sinnlich vom Hals über die Lippen und Nase bis hin zu den Augen. Auch sind die Haare oft dick und gesund.

Die Persönlichkeit der Kapha-Typen ist passend zum Erscheinungsbild von Ruhe, Erdung und Ausgeglichenheit gezeichnet. Entspannte, beständige Gemütszüge ergänzen wohlüberlegtes Handeln,

Toleranz und liebevolles Verhalten. Der ruhige Ayurvedatyp verzeiht gern und regt sich selten auf, er bevorzugt einen beständigen Lebensstil. Zwar wird Neues langsam aufgenommen, jedoch gehört ein gutes Langzeitgedächtnis ebenso wie Ausdauer zu den Stärken des Kapha-Typen. Sein Schlaf ist tief und lang, der Hunger mäßig und die Verdauung langsam, was zu Verstopfungen führen kann.

Da überstürzte Spontaneität, Hektik und Veränderung Misstrauen in Personen mit Kapha-Konstitution hervorrufen, gelten sie oft als unflexibel und träge. Auch Selbstgefälligkeit und Besitzanhäufung zählen zu häufigen Lastern. Zu überstürzte Entscheidungen überfordern sie außerdem und bringen sie an ihre psychischen Grenzen.

Bei einem zu stark dominierenden Kapha-Dosha zieht sich die Person oft zurück, geht Konflikten komplett aus dem Weg und gewöhnt sich ungesunde Muster an, aus denen sie sich nicht mehr aufrafft, was im schlimmsten Fall Depression zur Folge haben kann. Auch mangelt es Personen an Bewegungen und sie neigen zu starker Fettleibigkeit, wenn die Energie überhandnimmt.

Tipps für Kapha-Typen

Nach ayurvedischer Lehre sollte sich die Ernährung von Kapha an den Geschmacksrichtungen bitter und scharf orientieren.

Eigentlich ist Kapha von allen Ayurvedatypen der, welcher am wenigsten Nahrung benötigt, aufgrund seiner schwerfälligen Verdauung und des langsamen Stoffwechsels sollte er aber von allen am meisten auf die richtigen Lebensmittel achten.

Nicht nur die Neigung zum Übergewicht, sondern auch Antriebslosigkeit folgen daher aus den falschen Nahrungsmitteln. Daher setzt der ayurvedische Speiseplan auf drei Mahlzeiten, die leicht, frisch und warm sein sollten. Generell gilt: wenig fette Speisen, wenig Schweres und nicht zu viel Rohkost.

Fleisch und Fisch sollten wenig verzehrt werden, mageres Geflügel und fettarmer Fisch sind jedoch gut geeignet für eine Kapha-Ernährung. Auf Eier und zu viele Kuhmilchprodukte sollte ebenfalls größtmöglich verzichtet werden, besser für den Kapha-Typen sind Ziegen- oder Schafmilchprodukte. Auch Soja- oder andere pflanzliche Milchprodukte sind gut verträglich. Ghee wird empfohlen, von viel Sahne, Milch und purer Butter jedoch abgeraten.

Durch Obst- und Gemüseregale darf sich der Kapha-Typ nach Belieben schlemmen. Früchte sollten nicht zu süß oder zu sauer sein, Bananen, Ananas und Datteln sind also zum Beispiel weniger geeignet, einen süßen, besser passenden Ersatz bietet Honig. Sowohl allerlei Steinobst wie Pfirsiche, Kirschen und Aprikosen als auch alle Beerenarten sind jedoch wunderbar geeignet und dürfen auch in getrockneter Form genossen werden. Gedünstetes Gemüse eignet sich vorzüglich für den Kapha-Menschen, dabei sind Wurzelgemüsesorten, Kohlgemüse und Brokkoli sowie Spinat vertreten. Auch herbes und scharfes Gemüse beispielsweise Rettich und Zwiebeln sowie alle Blattgemüse lassen sich wunderbar integrieren.

Zu besonders verträglichem Getreide zählen Gerste, Roggen, Dinkel und Mais. Auf Reis und Sojaprodukte sowie weiße und schwarze Bohnen sollte lieber verzichtet werden. Andere Hülsenfrüchte sind wiederum bestens geeignet sowie geringe Mengen an Kernen und pflanzlichen Ölen.

Scharfe Gewürze, die die Verdauung fördern, sind für den Kapha-Typen optimal und beinhalten neben anderen Ingwer, Chili und schwarzen Pfeffer.

Zimt, Kurkuma und wenig Salz sind ebenso geeignet wie Koriander, Nelken und Kardamom.

Auch beim Trinken profitiert der Kapha-Typ von stoffwechselanregenden Gewürzmischungen im Tee. Pfefferminze, Ingwer und Chili sind hier einige Vorreiter. Die Getränke sollten im Ruhe-Dosha auf jeden Fall heiß verzehrt werden, wer es süßer mag, kann mit Honig nachhelfen.

Mit aktiven und dynamischen Asanas hat der Kapha-Typ die besten Voraussetzungen, Yoga zu seinem Vorteil und seiner Gesundheit zu nutzen. Ein Kapha-Ungleichgewicht wird nämlich am besten durch regelmäßige Bewegung und Aktivität in Balance gebracht.

Ayurveda für Sie

Nun haben Sie so Einiges über Ayurveda, die einzelnen Energien, Anwendungen und individuellen Therapien gelesen. Möglicherweise haben Sie sogar bereits eine Idee, welcher oder welche der Konstitutionstypen bei Ihnen dominieren und stecken bereits voller Elan, die einzelnen Yoga-Praktiken, Gewürzmischungen und Speisepläne in Ihren Alltag zu integrieren.

Aber wie fangen Sie am besten an? Es gibt nämlich noch viel mehr zu entdecken und zu lernen und vor allem als Einsteiger müssen Sie öfter auch vorsichtig sein.

TIPPS FÜR AYURVEDA-NEULINGE

Zunächst sind Sie sicher hocherfreut, dass es bei uns im Westen bereits so viele tolle Wellness-Angebote und Ayurveda-Therapien gibt, da kann man fast nichts falsch machen, richtig?

Falsch! Leider ist die Kehrseite der Medaille, dass ein Trend immer auch von Personen ausgenutzt wird, die sich unzureichend auf dem Gebiet auskennen. So kann es passieren, dass Sie an Laien geraten, die Ihnen völlig falsche Behandlungspläne zusammenstellen, welche Ihnen wiederum am Ende nicht den Effekt bescheren, den Sie sich erhofft hatten. Das mag im Falle von Wellness-Kuren, die hauptsächlich Entspannung versprechen, erst einmal weniger dramatisch erscheinen, dennoch sollten Sie sich immer in die Hände von ausgebildeten Ärzten, Therapeuten und Experten begeben, um den größtmöglichen Erfolg zu erzielen. Bei allem anderen wäre es nämlich nicht nur um Ihr Geld, sondern auch Ihre Zeit und Ihre Gesundheit schade.

Tatsächlich gefährlich wird es bei importierten Mitteln. Einige in Indien produzierte Ayurveda-Tinkturen, Öle und so weiter, die eigens zu Import und Anwendung der westlichen Länder hergestellt werden, werden nicht hinreichend kontrolliert und enthalten daher öfter Rückstände von Schwermetallen. Dadurch kommt es tatsächlich immer wieder vor, dass eine harmlos erscheinende Ayurveda-Kur zu Quecksilber- oder Bleivergiftungen der Patienten führt. Diese Vergiftungen können bei manchen Personen im schlimmsten Fall schwere neurologische Schäden verursachen, seien Sie deshalb nicht nur bei Therapeuten, sondern auch bei importierten Mitteln vorsichtig.

Auch, wenn Sie sich in einem der Doshas wiedergefunden und mögliche Störungen auf eigene Faust entdeckt haben, sollten Sie zur Sicherheit einen ausgebildeten Ayurveda-Arzt aufsuchen, welcher Ihnen eine detaillierte und fachgerechte Anamnese ermöglicht. So können Sie sicher sein, welche Energien wirklich dominieren und entsprechend handeln. Wenn Sie den Therapeuten, Arzt, Experten Ihres Vertrauens gefunden haben, lassen Sie die Sache ruhig langsam angehen, Sie müssen nicht direkt Ihren gesamten Lebensstil vollständig auf Ayurveda umstellen. Wählen Sie sich erstmals Angebote aus der ayurvedischen Lehre aus, die am besten zu Ihrem Leben passen, bevor Sie eine hundertprozentige

Änderung vornehmen. Wie Sie ja wissen, wurde auch Rom nicht an einem Tag erbaut und das ist auch bei Ihrer Gesundheit die Devise; alles schön der Reihe nach: Was lange währt, ist endlich gut.

Bei der Ernährung können Sie zum Beispiel die allgemeinen Regeln nach und nach in Ihre Kochkünste einführen, bevor Sie sich einen individuellen Speiseplan erstellen lassen, das macht den Einstieg übersichtlicher und leichter. Wenn es sich mit Ihrem Alltag vereinbaren lässt, so können Sie beispielsweise damit anfangen, die Hauptmahlzeit mittags zu genießen, mehr auf Ihr Hungergefühl zu achten und auf frische Zutaten zu setzen.

Der Einstieg in die Yoga-Kunst wird Ihnen dadurch erleichtert, sich Zeit zu nehmen, um verschiedene Locations, Stile und auch Lehrer auszuprobieren. Wichtig hierbei ist nämlich, dass Sie sich mit Ihrem Yoga-Lehrer gut verstehen und sich in dem Studio Ihrer Wahl wohlfühlen. Wenn Sie nicht zu den Supersportlern gehören oder einfach überhaupt keine Yoga-Erfahrungen haben, fangen Sie am besten mit dem klassischen Hatha Yoga an, dieses eignet sich optimal, um erste Grundkenntnisse zu sammeln. Speziellere Stile können Sie nach und nach testen, sobald Sie ein wenig Praxis haben und sich schon mehr zutrauen. Tauschen Sie sich dabei auch gern mit verschiedenen Yogis und erfahrenen Personen aus: Im Normalfall helfen alle gern weiter und zu Ayurveda gehört ja auch das Miteinander.

Massagen, Ölgüsse und andere Wellness-Angebote, die typübergreifend und ungefährlich sind, können Sie einfach nach und nach ausprobieren, das kostet Sie vermutlich kaum Überwindung, denn Ihren Körper zu verwöhnen, ist ja mit die schönste Art, etwas für Ihre Gesundheit zu tun. Nach ein bisschen Recherche finden Sie bestimmte seriöse Anbieter und Möglichkeiten für Wellness-Kuren.

ZUHAUSE UND IM ALLTAG

Selbstverständlich können Sie auch ohne vorher einen Profi zu konsultieren mit dem Einstieg in Ihr neues Ayurveda-Leben beginnen, wenn Sie nicht mehr warten können.

Die Heilkunst ist so aufgebaut, dass Sie selbstwirksam handeln dürfen und sollen. Viele Rituale, die Sie ganz einfach in Ihren Alltag einbauen können, erfordern keine Einteilung in Konstellationen oder ärztliche Diagnosen. Es sind einfache Anwendungen, die Sie mit ein bisschen Übung bedenkenlos Zuhause oder unterwegs ausführen und somit täglich etwas für Ihre Gesundheit tun können.

Die Morgenroutine (Dinacharya) ist zum Beispiel sehr beliebt unter Menschen, die ganz oder nur teilweise nach ayurvedischen Maßstäben leben. Diese morgendlichen Anwendungen können Sie je nach persönlichen Bedürfnissen gestalten und zu einem späteren Zeitpunkt dann auch an Ihr Dosha anpassen. Zu dieser Routine gehören das Zungenschaben, die Aufnahme von warmem Wasser, Ölziehen, Nasenspülungen und Selbstmassage.

Beim Zungenschaben befreien Sie morgens unmittelbar nach dem Aufstehen Ihre Zunge von Ablagerungen und Giftstoffen. Dazu benötigen Sie lediglich einen speziell dafür angefertigten Zungenschaber, den Sie in Ihrem Drogeriemarkt, in der Apotheke oder auch online erstehen können. Dieser sollte aus Edelstahl oder Silber sein, die Form ist weniger wichtig, Hauptsache, Sie kommen gut mit der Handhabung klar.

Warmes Wasser, das gern auch mit einem Schuss Zitrone oder Ingwer verdünnt werden kann, wirkt nicht nur entschlackend, sondern regt zusätzlich Ihre Verdauung an. Trinken Sie es täglich noch vor dem Frühstück.

Beim Ölziehen binden sich fettlösliche Stoffe in der Schleimhaut, was eine Reduktion der Bakterien zum Effekt hat. Da sich über Nacht die meisten dieser Bakterien in Ihrem Mundraum ansammeln, ist auch diese Methode morgens am sinnvollsten. Generell trägt Ölziehen zu einer verbesserten Mundhygiene bei, beugt Mundgeruch vor und kann sogar den Geschmackssinn verstärken.

Nehmen Sie einen oder zwei Esslöffel Kokos- oder Sesamöl in den Mund und bewegen es dort etwa zehn bis zwanzig Minuten umher. Auch Sonnenblumenöl eignet sich hierfür, es gibt sogar Ayurveda-Öle, die spezifisch für die Anwendung im Mund entwickelt wurden, doch vor allem Sesam- und Sonnenblumenöl sind durch ihre antibakterielle Wirkung gerade am Anfang ausreichend. Die Zahnzwischenräume gründlich mit regelmäßigen Zungen- und Mundbewegungen durchspülen und das Öl möglichst überall im Rachenraum verteilen. Wichtig ist, dass Sie das Gemisch aus Ihrem Speichel und dem Öl nicht versehentlich herunterschlucken, sondern nach der angegebenen Zeit am besten in

Toiletten- oder Küchenpapier ausspucken. Bitte nicht im Waschbecken oder der Toilette entsorgen, dies kann zu Rohrverstopfungen führen. Nach der Anwendung den Mund am besten mit warmem Wasser ausspülen und bis zum Zähneputzen etwa weitere 15 Minuten warten.

Die Nasenspülung hat den gesundheitlichen Effekt, dass sich Schleim löst und Sie somit besser vor Erkältungen geschützt sind. Sie ist eine der beliebten Präventionsmaßnahmen, die nicht nur im Ayurveda vorkommen. Achtung: Wenn Sie akut unter einer Entzündung oder einem akuten Infekt leiden, bitte abwarten, bis dieser vollständig abgeklungen ist, da Salzlösung verwendet wird und es sonst zu Reizungen führen kann. Zusätzlich zu dieser Salzlösung wird ein Nasenspülkännchen benötigt, dieses ist meistens aus Porzellan und wird auf spezifischen Ayurveda- oder Gesundheitsseiten angeboten.

Nun wird der Kopf auf die Seite gelegt und mithilfe des Kännchens füllen Sie die Lösung in das nach oben schauende Nasenloch hinein. Sie läuft dann zum anderen Loch wieder hinaus. Im Anschluss wiederholen sie den Vorgang einfach auf der anderen Seite.

Mit einer täglichen Selbstmassage machen Sie ebenfalls nichts falsch. Diese erfolgt traditionell in Ihrer Bauchregion und wirkt anregend für die Verdauung, stärkt die Widerstandskraft und soll zudem gegen Müdigkeit helfen. Auch hier wird wieder zum Öl gegriffen. Einfach langsam einmassieren und sanft in alle Richtungen verteilen. Bevor Sie sich danach abduschen, lassen Sie das Öl ruhig noch eine Weile einziehen, das wirkt entspannend und hat außerdem einen wohltuenden Nebeneffekt für Ihre Haut.

Andere Massagen, ebenfalls mit Öl, aber auch trocken, lassen sich genauso gut Zuhause anwenden, Sie müssen also nicht für jede Entspannungspause eine Wellness-Oase aufsuchen. Selbst der beliebte Stirnölguss lässt sich mittlerweile allein in den eigenen vier Wänden durchführen, da ein spezielles Gerät entwickelt wurde, bei dessen Anwendung Sie sich im Liegen ohne die Hilfe einer zweiten Person selbst zu Ihrem Glück verhelfen. Da dieses Gerät jedoch nicht gerade preisgünstig ist und das Gesamtkonzept laut einiger Expertenstimmen dadurch verloren geht, können Sie alternativ auch abends – denn nicht alle Rituale finden morgens statt – ein wenig Öl aufwärmen und es sich sanft in den Stirnbereich ein- massieren. Vor allem nach anstrengenden Arbeitsta- gen hat diese simple Anwendung einen herrlich ent- spannenden Effekt.

Eine ganztägige Empfehlung für Sie als Ayur- veda-Starter, die Sie sich sicher beibehalten werden, ist zudem der regelmäßige Konsum von Ingwerwas- ser. Diese Knolle ist nämlich ein absoluter Alleskön- ner und lindert nicht nur Blähungen und Übelkeit, sondern wirkt zusätzlich entzündungshemmend und regt die Verdauung an.

Wenn Sie sich mit der Bandbreite morgendli- cher Rituale bereits nach dem Lesen überfordert fühlen, sind Sie nicht allein: Wenige schaffen es, alle diese Methoden in ihren Alltag einzubauen, auf- grund von Zeitmangel und der Ehrlichkeit halber auch, weil nicht jeder ein Morgenmensch ist. Sie dür- fen aber beruhigt sein, denn hier kommen wieder die Doshas ins Spiel, an denen Sie sich orientieren können. Einige Rituale eignen sich nämlich beson- ders für Ihren Typen gut, während andere weniger wichtig sind.

Als Vata-Mensch sind Selbstmassagen für Sie ge- nau das Richtige, vor allem in den kälteren Herbst-

und Wintermonaten. Auch das warme Wasser am Morgen ist für Sie sehr empfehlenswert, wenn Sie zum luftigen Dosha gehören.

Pitta-Typen profitieren hingegen am meisten vom Zungenschaben und Ölziehen, während Nasenspülungen und das frühe Aufstehen im Allgemeinen für Kapha-Typen gut ist.

REZEPTE

Da das Beste bekanntlich zum Schluss kommt, finden Sie nun eine Auswahl an leckeren, klassischen Ayurveda-Rezepten zum Genießen und Wohlfühlen. Dafür müssen Sie kein Chefkoch sein, denn die wirklich gesunden Gerichte sind relativ unkompliziert und damit wie für Sie gemacht.

Ghee
Die geklärte Butter ist Ihnen nach dem Lesen der ersten Kapitel nun kein Fremdwort mehr und bestimmt haben Sie sich schon gefragt, was genau hinter diesem Klassiker der Ayurveda-Ernährung steckt.

Ghee wird in der alten Heilkunst als Allheilmittel gefeiert und nicht nur als kulinarische Leckerei, sondern auch bei äußerlichen Anwendungen genossen. Die Zutatenliste ist kurz und simpel: Sie benötigen hier lediglich 500 Gramm süße Butter biologischer Herkunft.

Die Butter kochen Sie nun einfach in einem Topf auf und lassen Sie anschließend bei geringer Hitze etwa 45 Minuten weiterköcheln. Aus der Butter steigt hierbei nach und nach Eiweiß auf, das sie immer wieder abschöpfen, bis die Butter eine goldgelbe, klare Konsistenz aufweist. Zu guter Letzt gießen Sie die klare Butter durch ein Sieb, das sie mit einem Tuch bedeckt haben, und füllen Sie anschließend in Gläser um.

Probieren Sie es einfach aus und lassen Sie es sich schmecken!

Paneer

Um bei den Molkereiprodukten zu bleiben, die im Ayurveda ganz weit oben auf dem Ernährungsplan stehen, lernen Sie nun den indischen Frischkäse kennen, der pur verzehrt und als Zutat für weitere Rezepte ein absoluter Hochgenuss ist. Paneer hat eine etwas festere Substanz als der gängige Frischkäse, den Sie aus unseren Supermarktregalen kennen, falls Sie also beim Zubereiten das Gefühl haben, dass er ungewohnt aussieht, machen Sie wahrscheinlich alles richtig.

Für die Zubereitung benötigen Sie einen Liter Milch, etwas Salz und zwei Esslöffel Apfelessig, wahlweise auch Zitronensaft, je nachdem, was Ihnen besser schmeckt.

Schritt eins ist es, die Milch im Topf zum Kochen zu bringen und umgehend den Apfelessig oder den Zitronensaft gemeinsam mit dem Salz unterzurühren. Dann nehmen Sie den Topf vom Herd.

Sie sollten hier wieder ein Metallsieb zur Hand haben, das mit einem Geschirrtuch abgedeckt wird. Dieses stellen Sie auf eine Schüssel und füllen den Topfinhalt ein. Durch diesen Vorgang läuft die Molke nach unten ab. Um dem Ganzen nachzuhelfen, drücken Sie mit einem Löffel auf die Massen, bis keine Molke mehr im Tuch ist. Was übrigbleibt, ist Ihr eigen kreiertes Paneer – je weniger Flüssigkeit, desto besser!

Die Frischkäse-Köstlichkeit sollte maximal fünf Tage im Kühlschrank aufbewahrt werden.

Indisches Linsencurry
Wenn Sie es gern deftig und würzig mögen, sollten Sie sich unbedingt am leckeren Curry der indischen

Art versuchen. Hier treffen sich viele der gesunden Gewürze des Ayurveda mit frischem Koriander und leckeren Linsen.

Auf Ihrer Einkaufsliste stehen neben 250 Gramm Linsen auch drei mittelgroße Zwiebeln, zwei Knoblauchzehen sowie frischer Koriander. Auch eine Ingwerknolle sollten Sie sich zulegen und davon ein walnussgroßes Stück bereitstellen. Aus Ihrem Gewürzregal greifen Sie zusätzlich Curry, Salz und Pfeffer und verwenden je einen Teelöffel Kreuzkümmel und Kurkuma. Zuletzt drei Esslöffel Öl, am besten eignet sich Kokos, das passt wunderbar zum Currygeschmack.

Zuerst werden Zwiebeln und Knoblauch in kleine Würfel geschnitten, den Ingwer reiben Sie fein, sodass sich sein Aroma gut ausbreitet. Dann wird auch schon das Öl im Topf erhitzt und die klein gemachten Zutaten scharf angebraten. Im Anschluss geben Sie die Gewürze hinzu. Jetzt fehlen nur noch die Linsen und ein halber Liter Wasser, alles sollte dann etwa 30 Minuten garen.

Das fertige Curry auf Tellern anrichten, mit Koriander verzieren und, wie Sie sich sicher erinnern: im Sitzen und in aller Ruhe genießen.

Khichdi

Milchreis ist für Sie eine Süßspeise? Dann wird es höchste Zeit, die indische Variante kennenzulernen, denn die hat es in sich und mit dem schokoladigen oder zimthaltigen Nachtisch kaum etwas gemein.

Für das letzte der Rezepte benötigen Sie je 100 Gramm Reis, geschälte Mungbohnen und grüne Bohnen. Zusätzlich kommen hier drei Esslöffel Ghee ins Spiel, deren Zubereitung Sie wahrscheinlich mittlerweile im Schlaf beherrschen. Zwei Tomaten, ein kleines Stück Ingwer und ein grüner Chili sowie sechs Korianderstängel sind ebenfalls ein Muss. Gewürzt wird mit einer Messerspitze Kurkumapulver, etwas Salz und jeweils einem halben Teelöffel Senf- und Kreuzkümmelsamen.

Wenn alle Zutaten bereitstehen, kümmern Sie sich erst einmal um den Reis und die Mungbohnen, diese müssen Sie in kaltem Wasser einweichen, am besten eine halbe Stunde. Währenddessen schneiden Sie die grünen Bohnen in kleine Stücke und wärmen in einem separaten Topf Ghee mit Kreuzkümmel und Senfsamen auf, bis diese von der Hitze platzen.

Nach der richtigen Einweichzeit geben Sie den Reis und beide Bohnenarten in den Topf und schmecken das Gemisch mit Salz und Kurkuma ab. Gießen Sie anschließend mit heißem Wasser auf, sodass alle Zutaten bedeckt sind.

Sobald die Mischung aufgekocht ist, sollte das Ganze noch 20 Minuten bei schwacher Hitze weiterköcheln, damit der Reis schön weich wird.

Während dieser Zeit können Sie schon den Chili und den Ingwer fein hacken und die Tomaten würfeln. Anschließend zusammen mit dem Koriander in den Topf mischen. Fertig ist Ihr Gaumenschmaus.

Nachwort

In der Hoffnung und Zuversicht, dass Ihnen dieser kleine Ratgeber einen anfänglichen Gesamtüberblick bieten konnte, heißt es für Sie nun loszulegen. Verinnerlichen Sie sich anfängliche Tipps und Tricks und bauen Sie sie in Ihren Alltag ein.

Da mehrere Köpfe aber immer schlauer sind als einer, zögern Sie nicht, auch andere Quellen ausfindig zu machen und Personen, die sich gut auskennen, um Rat zu fragen. Man kann immer wieder mehr dazu lernen. Und da wir schon beim Thema sind, kennen Sie ja sicher das Sprichwort „learning by doing".

Dies gilt auch für Ihre Gesundheit und die Eigeninitiative, sie selbst in die Hand zu nehmen. Es ist natürlich, wenn Sie nicht alles direkt so umsetzen können, wie gewollt. Es ist schließlich noch kein (Ayurveda-) Meister vom Himmel gefallen. Lassen Sie sich Zeit und seien Sie geduldig, auch im Hinblick auf sichtbare und spürbare Erfolge.

Lassen Sie sich nicht durch anfängliche Ungewissheiten, Misserfolge oder Fehler – auch vonseiten Ihrer Ansprechpersonen – entmutigen und denken Sie immer daran: Auch Ärzte und Mediziner sind nur Menschen und nicht allwissend. Vertrauen Sie deshalb zwar auf die Experten, aber immer auch auf Ihr Bauchgefühl und tun Sie nichts, was Ihnen völlig unpassend erscheint.

Ihre Reise zur Gesundheit kann hier und heute einen neuen Weg einschlagen, den Sie Hand in Hand mit der Umwelt und Ihren Mitmenschen bestreiten dürfen. Dabei wünsche ich Ihnen alles Gute!

Herstellung und Verlag:
BoD – Books on Demand, Norderstedt
ISBN: 9783753439785

© Tanja Gerlach 2020
1. Auflage
Kontakt: Psiana eCom UG/ Berumer Str. 44/ 26844 Jemgum
Covergestaltung: Fenna Larsson
Coverfoto: depositphotos.com